Recetas nutritivas para el equilibrio hormonal de la mujer

Descubra platos saludables para

Apoye la naturaleza natural de su cuerpo

Ritmos y Vitalidad.

Por

Linda Ivey

Tabla de contenido

LA VIDA ES VERDE.

SALUD ES RIQUEZA

ASÍ QUE CUIDA TU SALUD

Y disfruta de una vida feliz.

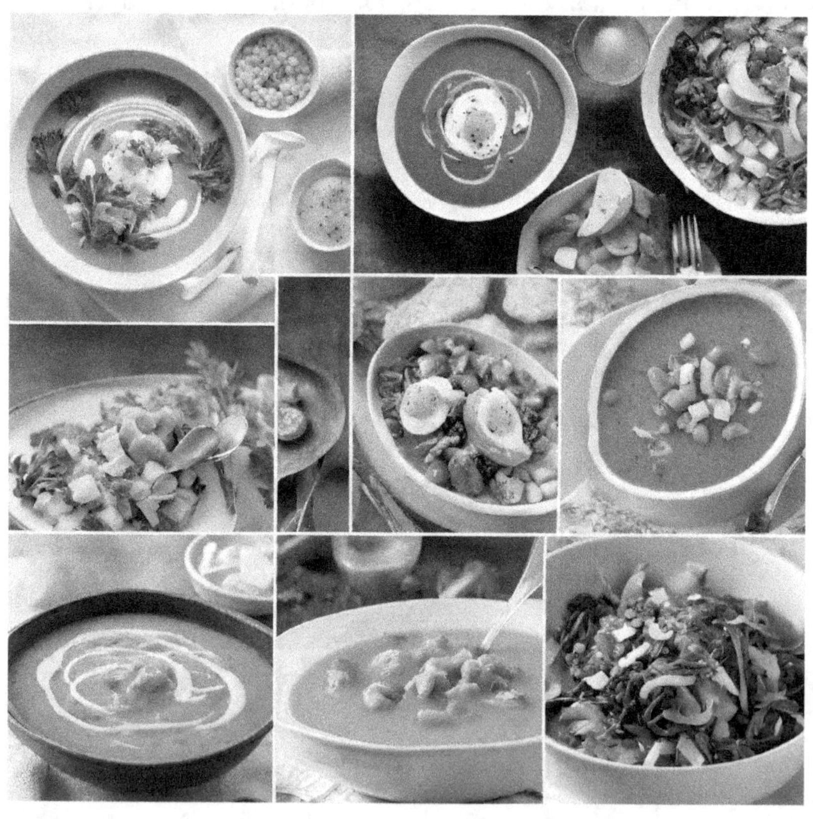

Introducción

En el corazón de la bulliciosa vida urbana, en medio del ritmo implacable de las rutinas diarias, existe una sinfonía silenciosa dentro del cuerpo de cada mujer: una delicada danza de hormonas que orquesta la vitalidad, el estado de ánimo y el bienestar. Imagínese esto: es una mañana fresca y Sarah, una profesional dedicada de poco más de treinta años, se está preparando para otro día exigente en la oficina. Mientras toma su café de la mañana, no puede evitar notar una inoportuna oleada de fatiga e irritabilidad que la invade. A pesar de sus mejores esfuerzos por mantenerse concentrada y llena de energía, Sarah se encuentra luchando por mantener su sentido habitual de equilibrio y vitalidad.

de Sarah no es infrecuente. En todo el mundo, las mujeres navegan por el intrincado laberinto de las fluctuaciones hormonales, un viaje marcado por picos y valles, que a menudo las hace sentir como pasajeras en sus propios cuerpos. Desde las implacables olas del síndrome premenstrual hasta las mareas impredecibles de la menopausia, el flujo y reflujo de hormonas puede afectar significativamente todos los aspectos de la vida de una mujer, desde su salud física hasta su bienestar emocional.

Pero en medio de los desafíos existen oportunidades de empoderamiento y transformación. En los últimos años, un creciente conjunto de investigaciones ha arrojado luz sobre el profundo impacto de la nutrición en el equilibrio hormonal, ofreciendo un rayo de esperanza para las mujeres que buscan recuperar el control sobre su salud y vitalidad. Es dentro de este ámbito de la alquimia culinaria donde comienza nuestro viaje, un viaje impulsado por la creencia de que la comida no es simplemente sustento sino un poderoso catalizador para la curación y la armonía.

En este libro, nos embarcamos en una odisea gastronómica a través del vibrante tapiz de recetas para equilibrar las hormonas, cuidadosamente elaboradas para nutrir el cuerpo, calmar el alma y encender el espíritu. Inspirándose en la generosidad de la naturaleza y la sabiduría antigua, cada receta está cuidadosamente seleccionada para apoyar a las mujeres en cada etapa de su viaje hormonal, desde el florecimiento de la adolescencia hasta la sabiduría de la menopausia.

Únase a nosotros mientras exploramos el arte y la ciencia del equilibrio hormonal, guiados por los ritmos de la naturaleza y la sabiduría de generaciones pasadas. Juntos, liberemos el poder transformador de los alimentos y emprendamos un viaje hacia una salud, vitalidad y equilibrio radiantes.

Comprender el equilibrio hormonal

Los mensajeros químicos conocidos como hormonas son responsables de regular prácticamente todas las funciones del cuerpo humano. Se encargan de dirigir una sinfonía de procesos fisiológicos con un extraordinario nivel de precisión. La salud reproductiva, el bienestar mental, el metabolismo y el vigor general de una mujer se ven afectados significativamente por el equilibrio hormonal que encuentra en su cuerpo.

El estrógeno , la progesterona, la testosterona, el cortisol, las hormonas tiroideas y la insulina son algunos de los actores importantes que están al mando de este complejo sistema. Cada una de estas hormonas tiene su función y ritmo distintos, y todas son responsables del intrincado sistema. Al subir y bajar en respuesta a señales tanto internas como externas, estas hormonas funcionan en armonía, manteniendo un delicado equilibrio que es crucial para una salud óptima. Al igual que una orquesta bellamente afinada, trabajan en armonía.

Por otra parte, establecer y mantener el equilibrio hormonal no siempre es una tarea fácil de lograr. Hay una multitud de factores que tienen el potencial de alterar este delicado equilibrio. Estos factores incluyen el estrés, la dieta, el sueño, los contaminantes ambientales y los problemas de salud subyacentes. Esto puede resultar en una cascada de síntomas que van desde agotamiento y cambios de humor hasta irregularidades en la menstruación y cambios de peso.

Un enfoque holístico que reconozca el impacto significativo que tienen las influencias del estilo de vida en la salud hormonal es uno de los pilares fundamentales del equilibrio hormonal. Este enfoque reconoce la interdependencia de la mente, el cuerpo y el espíritu. Cada elección que hacemos tiene el potencial de fomentar o perturbar la delicada danza de hormonas que ocurre dentro de nosotros. Esto incluye cualquier cosa, desde una dieta consciente y manejo del estrés hasta ejercicio regular y sueño adecuado.

Importancia de la salud hormonal para las mujeres

1. ***Salud reproductiva:*** Hormonas como el estrógeno y la progesterona influyen en el ciclo menstrual, la fertilidad y el embarazo. Los desequilibrios en estas hormonas pueden contribuir a irregularidades en la menstruación, infertilidad y problemas durante el embarazo, lo que subraya la necesidad de un equilibrio hormonal para la salud reproductiva.

2. ***Bienestar emocional:*** Las hormonas ejercen una influencia considerable en la regulación del estado de ánimo y la estabilidad emocional. Las fluctuaciones en los niveles de estrógeno y progesterona, particularmente durante el ciclo menstrual y la menopausia, pueden provocar cambios de humor, irritabilidad, ansiedad y tristeza. Mantener el equilibrio hormonal es vital para promover la resiliencia emocional y el bienestar.

3. ***Metabolismo y control del peso*** : las hormonas desempeñan un papel importante en la regulación del metabolismo, el gasto de energía y el almacenamiento de grasa. Los desequilibrios en hormonas como la insulina, el cortisol y las hormonas tiroideas pueden alterar los procesos metabólicos y provocar aumento de peso,

resistencia a la insulina y enfermedades metabólicas. Lograr el equilibrio hormonal es vital para apoyar un metabolismo saludable y un control de peso sostenible.

4. ***Salud ósea*** : el estrógeno desempeña una función fundamental en la preservación de la densidad ósea y la prevención de la osteoporosis. A medida que las mujeres envejecen y los niveles de estrógeno caen, se vuelven particularmente susceptibles a la pérdida ósea y a las fracturas. El equilibrio hormonal es vital para mantener la salud ósea y minimizar el riesgo de osteoporosis y problemas relacionados.

5. ***Salud cardiovascular:*** el estrógeno proporciona acciones cardioprotectoras , ayudando a mantener la presión arterial, los niveles de colesterol y la función de los vasos sanguíneos adecuados. La disminución de los niveles de estrógeno, especialmente después de la menopausia, está relacionada con un mayor riesgo de enfermedad cardiovascular. Apoyar la salud hormonal es fundamental para apoyar la salud cardiovascular y minimizar el riesgo de enfermedad cardíaca en las mujeres.

6. *Función cognitiva:* las hormonas desempeñan un papel clave en la función cognitiva, la memoria y la salud del cerebro. El estrógeno, en particular, tiene beneficios neuroprotectores y está relacionado con el rendimiento cognitivo y la gestión del estado de ánimo. Las anomalías hormonales, como las que se encuentran durante la menopausia, pueden provocar deterioro cognitivo y un mayor riesgo de trastornos neurodegenerativos.

7. *Calidad de vida:* en última instancia, la salud hormonal tiene un impacto dramático en la calidad de vida general de las mujeres, lo que influye en su vigor físico , bienestar emocional y sensación de vitalidad y satisfacción. Al promover el equilibrio hormonal a través de estilos de vida saludables, dietas y prácticas de bienestar integral, las mujeres pueden aumentar su resiliencia, vitalidad y longevidad.

Factores que afectan el equilibrio hormonal

A continuación se presentan algunos elementos importantes que pueden afectar el equilibrio hormonal en las mujeres:

❖ **Estrés** : el estrés crónico puede afectar el equilibrio de hormonas como el cortisol, la adrenalina y la insulina, provocando anomalías en otras hormonas, como el estrógeno y la progesterona. Las prácticas de manejo del estrés, como la meditación, el yoga y los ejercicios de respiración profunda, pueden ayudar a aliviar los efectos del estrés sobre el equilibrio hormonal.

❖ **Dieta y nutrición** : Las malas elecciones dietéticas, como el consumo excesivo de alimentos procesados, azúcares refinados y grasas no saludables, pueden contribuir a los desequilibrios hormonales. Por el contrario, una dieta rica en alimentos integrales, frutas, verduras, carnes magras y grasas saludables puede favorecer el equilibrio hormonal. Nutrientes específicos como los ácidos grasos omega-3, el magnesio, la vitamina D y los antioxidantes desempeñan funciones clave en la producción y el control de las hormonas.

❖ **Sueño:** un sueño inadecuado o de mala calidad puede alterar el ritmo circadiano del cuerpo e interferir con el equilibrio hormonal. La falta de sueño puede afectar hormonas como el cortisol, la hormona del crecimiento, la leptina y la grelina, lo que provoca un aumento del estrés, una desregulación del hambre y anomalías metabólicas. Priorizar un sueño adecuado e implementar una excelente higiene del sueño es vital para preservar la salud hormonal.

❖ **Actividad física** : el ejercicio regular tiene un tremendo impacto en el equilibrio hormonal, fomentando la producción de endorfinas, reduciendo las hormonas del estrés y mejorando la sensibilidad a la insulina. Sin embargo, el ejercicio excesivo o el sobreentrenamiento pueden provocar desequilibrios hormonales, especialmente en las mujeres, comprometiendo la regularidad menstrual y la fertilidad. Encontrar un equilibrio entre el ejercicio físico y el descanso es crucial para promover la salud hormonal.

❖ **Toxinas ambientales** : la exposición a contaminantes ambientales, como los químicos disruptores endocrinos (EDC) que se encuentran en pesticidas, plásticos, artículos de cuidado personal y la contaminación, pueden interferir con la producción y señalización de hormonas. Los EDC imitan o interactúan con las hormonas naturales del cuerpo, afectando el sistema endocrino y contribuyendo a anomalías hormonales. Minimizar la exposición a los EDC mediante las elecciones de estilo de vida y el conocimiento ambiental es fundamental para proteger la salud hormonal.

❖ **Edad y etapa de la vida** : el equilibrio hormonal normalmente fluctúa a lo largo de la vida de una mujer, ocurriendo alteraciones significativas durante la pubertad, la menstruación, el embarazo, el posparto, la perimenopausia y la menopausia. Estas etapas de la vida están marcadas por cambios en el estrógeno, la progesterona y otras hormonas, que pueden afectar los ciclos menstruales, la fertilidad, el estado de ánimo y la salud física. Comprender y adaptarse a estos cambios hormonales es vital para mantener el equilibrio y el bienestar.

❖ **Enfermedades de salud subyacentes** : Ciertas enfermedades médicas, como el síndrome de ovario poliquístico (SOP), anomalías de la tiroides, disfunción suprarrenal y anticonceptivos hormonales, pueden alterar el equilibrio hormonal. Manejar estos problemas mediante una terapia médica adecuada, ajustes en el estilo de vida y tratamientos nutricionales puede ayudar a restaurar la homeostasis hormonal.

❖ **Genética:** Los factores genéticos pueden predisponer a las personas a desequilibrios o enfermedades hormonales particulares, como inclinaciones familiares al **síndrome de ovario poliquístico** , trastornos de la tiroides o neoplasias malignas sensibles a las hormonas. Si bien la genética influye, los factores del estilo de vida, como la alimentación, el ejercicio y el manejo del estrés, también pueden influir en la expresión genética y atenuar las predisposiciones hereditarias.

Al reconocer y abordar estos problemas que afectan el equilibrio hormonal, las mujeres pueden tomar medidas proactivas para maximizar su salud hormonal y su bienestar general.

Capítulo 1

Delicias para el desayuno

Tazón de batido energizante para la mañana

Ingredientes:

- 1 plátano maduro congelado
- 1/2 taza de bayas mixtas congeladas (incluidas fresas, arándanos y frambuesas)
- 1/2 taza de hojas de espinaca (frescas o congeladas)
- 1/2 taza de yogur griego natural.
- 1/4 taza de leche de almendras
- 1 cucharada de semillas de chía.
- 1 cucharada de miel (opcional).
- Los aderezos incluyen plátano en rodajas, bayas frescas, granola, coco rallado, almendras y semillas.

MÉTODO:

1. En una licuadora, agregue el plátano congelado, las bayas mixtas, las espinacas, el yogur griego, la leche de almendras, las semillas de chía y la miel o el jarabe de arce (si lo desea).

2. Licue hasta que quede suave y cremoso, agregando más leche de almendras según sea necesario para obtener la consistencia deseada.

3. Vierta el batido en un tazón y cubra con rodajas de plátano, bayas frescas, granola, coco rallado, almendras, semillas o cualquier otro aderezo que elija.

4. ¡Disfrútelo inmediatamente para comenzar el día refrescante y energizante!

Tiempo de preparación : 5 minutos

Tiempo total : 5 minutos.

Información nutricional (por porción):

Calorías: 300 calorías.

Proteína: 15 gramos.

Carbohidratos: 50 gramos

Grasa: 6g

Fibra: 10 gramos.

Tortilla de hormonas equilibrada

Ingredientes:

- Dos huevos enormes.
- 1/4 taza de pimientos morrones en rodajas, de cualquier color
- 1/4 taza de cebolla picada.
- 1/4 taza de tomates picados.
- Un puñado de hojas de espinacas.
- Añadir sal y pimienta al gusto.
- 1 cucharadita de aceite de oliva o aceite en aerosol.

MÉTODO:

1. En un recipiente para mezclar, bata los huevos hasta que estén bien mezclados. Sazone con sal y pimienta al gusto.

2. Calienta el aceite de oliva o el aceite en aerosol en una sartén antiadherente a fuego medio.

3. Agregue los pimientos morrones, las cebollas y los tomates cortados en cubitos a la sartén y cocine durante 2-3 minutos, o hasta que se ablanden.

4. Cocine las hojas de espinaca en la sartén durante 1 o 2 minutos más, o hasta que se ablanden.

5. Vierta los huevos batidos sobre las verduras en la sartén y revuelva para distribuirlos bien.

6. Cocine la tortilla durante 2-3 minutos, levantando los lados con una espátula e inclinando la sartén para dejar que el huevo crudo se vierta debajo.

7. Cuando la tortilla esté casi cocida, dale la vuelta con cuidado con una espátula y cocina durante 1 o 2 minutos más hasta que esté bien cocida.

8. Transfiera la tortilla a un plato y dóblela por la mitad. Sirva caliente junto con pan integral o fruta fresca.

Preparación tiempo : 10 minutos

Tiempo de cocción : 5 minutos.

Tiempo total : 15 minutos.

<u>Información nutricional (por porción):</u>

Calorías: 220

Proteína: 14 gramos .

Carbohidratos: 8g

Grasa: 15g

Fibra : 2 gramos .

Pudín de semillas de chía con frutos rojos

Ingredientes *:*

- 1/4 taza de semillas de chía.

- 1 taza de leche de almendras sin azúcar (o la leche que quieras)

- 1 cucharada de miel (opcional).

- 1/2 cucharadita de esencia de vainilla.

- 1/2 taza de bayas mixtas (incluidas fresas, arándanos, etc.)

MÉTODO :

1. En un recipiente para mezclar, mezcle las semillas de chía, la leche de almendras, la miel o el jarabe de arce (si lo usa) y la esencia de vainilla. Revuelva bien para mezclar.

2. Cubra el recipiente y déjelo enfriar durante al menos 2 horas, preferiblemente durante la noche, para permitir que las semillas de chía absorban el líquido y se espesen hasta obtener una textura similar a la de un pudín.

3. Una vez que el pudín de chía se haya endurecido, revuélvelo bien para dispersar las semillas.

4. Sirva el pudín de chía en platos o frascos separados, adornado con una mezcla de frutos rojos.

5. ¡Disfruta de este saludable y sabroso pudín de semillas de chía para un abundante desayuno o merienda!

Tiempo de preparación : 5 minutos

Tiempo de enfriamiento : dos horas.

Tiempo total : 2 horas y 5 minutos, incluido el tiempo de enfriamiento.

<u>Información nutricional (por porción):</u>

Calorías: 180

Proteína: 5 gramos .

Carbohidratos: 22g

Grasa: 9g

Fibra : 10 gramos .

Tostada de aguacate llena de nutrientes.

Ingredientes:

- 2 piezas de pan integral.
- 1 aguacate maduro.
- Un tomate pequeño, en rodajas finas
- Un puñado de hojitas diminutas de espinaca.
- 1 cucharada de jugo de limón.
- sal y pimienta para probar.

- Aderezos opcionales: rábanos en rodajas, microverduras, hojuelas de pimiento rojo y huevos escalfados

MÉTODO:

1. Tuesta el pan integral hasta que esté dorado y crujiente.
2. Mientras se tuesta el pan, corte un aguacate por la mitad, retire el hueso y coloque la pulpa en un tazón pequeño.
3. Triture el aguacate con un tenedor hasta que quede suave y cremoso, luego espolvoree con jugo de limón, sal y pimienta.
4. Unte el puré de aguacate en partes iguales sobre las rebanadas de pan tostado.
5. Cubra cada pieza con rodajas de tomate y espinacas tiernas.
6. Espolvorea con sal y pimienta al gusto y luego sirve con los aderezos que prefieras.
7. ¡Sirva inmediatamente y disfrute de esta tostada de aguacate rica en nutrientes para una mañana placentera y nutritiva!

Tiempo de preparación : 10 minutos

Tiempo total : 10 minutos.

<u>Información nutricional (por ración, en base a dos tostadas de aguacate):</u>

Calorías: 300 calorías.

Proteína: 7 gramos .

Carbohidratos: 30g

Grasa: 18g

Fibra: 12 gramos .

Burrito de desayuno estimulante de hormonas

Ingredientes:

- Dos huevos enormes.
- 1/4 taza de frijoles negros (escurridos y enjuagados)
- 1/4 taza de pimientos morrones en rodajas, de cualquier color
- 1/4 taza de cebolla picada.
- 1/4 taza de tomates picados.
- Un puñado de hojas de espinacas.
- Dos tortillas integrales o de trigo.

- 1/4 taza de queso rallado (como cheddar o Monterey Jack)

- sal y pimienta para probar.

- Salsa, rodajas de aguacate y yogur griego (opcional para servir).

MÉTODO:

1. En un recipiente para mezclar, bata los huevos hasta que estén bien mezclados. Sazone con sal y pimienta al gusto.

2. Coloque una sartén antiadherente a fuego medio y cúbrala suavemente con aceite en aerosol o aceite de oliva.

3. Agregue los pimientos morrones y las cebollas cortados en cubitos a la sartén y cocine durante 2-3 minutos o hasta que se ablanden.

4. Cocine los tomates cortados en cubitos y las hojas de espinaca en la sartén durante 1 o 2 minutos más, o hasta que las espinacas se ablanden.

5. Empuje las verduras a un lado de la sartén y agregue los huevos batidos en el lado vacío.

6. Revuelva los huevos hasta que estén completamente cocidos, luego combínelos con las verduras salteadas y los frijoles negros en la sartén.

7. Divida la mezcla de huevo y verduras de manera uniforme entre las dos tortillas, colocándola en el centro de cada una.

8. Espolvorea queso rallado sobre la mezcla de huevo en cada tortilla.

9. Enrolle las tortillas, doblando los bordes para contener el contenido, para hacer burritos.

10. Opcional: Calienta los burritos en una sartén o en el microondas hasta que el queso se derrita y las tortillas estén bien calientes.

11. Sirva los burritos del desayuno calientes con salsa, rodajas de aguacate y yogur griego si lo prefiere.

Tiempo de preparación : 15 minutos

Tiempo de cocción : 10 minutos.

Tiempo total : 25 minutos.

<u>Información nutricional (por ración, en base a un único burrito de desayuno)</u>

Calorías: 350

Proteína: 20 gramos

Carbohidratos: 35 gramos

Grasa: 15g

Fibra : 7 gramos .

Capítulo 2

Almuerzos Nutritivos

Buddha Bowl de quinua y garbanzos

Ingredientes :

- 1 taza de quinua, enjuagada
- 1 lata (15 oz) de garbanzos, escurridos y enjuagados
- 2 tazas de verduras mixtas (como espinacas, col rizada o rúcula)
- 1 taza de tomates cherry, cortados por la mitad
- 1 pepino, cortado en cubitos
- 1 aguacate, en rodajas
- 1/4 taza de almendras rebanadas
- 1/4 taza de queso feta desmenuzado (opcional)
- Sal y pimienta para probar

Aderezo de limón y tahini.

- 1/4 taza de tahini
- 2 cucharaditas de jugo de limón

- Ingredientes: 2 cucharadas de agua y 1 diente de ajo picado.
- 1 cucharadita de miel o jarabe de arce (opcional).
- Sal y pimienta al gusto.

MÉTODO:

1. En una cacerola mediana, mezcla la quinua y 2 tazas de agua. Deje hervir, luego reduzca el fuego a bajo, cubra y cocine a fuego lento durante 15 a 20 minutos, o hasta que la quinua esté cocida y el agua se haya absorbido. Revuelva con un tenedor y deje enfriar un poco.
2. En un tazón pequeño, combine los ingredientes del aderezo de limón y tahini y bata hasta que quede suave y cremoso. Sazone al gusto.
3. En un tazón grande, agregue la quinua cocida, los garbanzos, las verduras mixtas, los tomates cherry, el pepino, las rodajas de aguacate y las almendras. Mezcle ligeramente para mezclar.
4. Mezcle el plato de Buda con el aderezo de limón y tahini para asegurar una capa uniforme.
5. Divida la mezcla del tazón de Buda en platos para servir. Si lo desea, espolvoree con queso feta desmenuzado.

6.   Agrega sal y pimienta al gusto y sirve.

Tiempo de preparación: 15 min

Tiempo de cocción: 15-20 minutos.

Tiempo Total : 30-35 minutos.

Información nutricional (por ración):

Calorías: 400.

Proteína: 15g.

carbohidratos : 45g

Grasa: 20g

Fibra: 10g.

Ensalada Arcoíris Con Aderezo De Limón Y Tahini

Ingredientes:

- 4 tazas de verduras para ensalada variadas (como lechuga, espinacas, col rizada o rúcula).
- 1 taza de repollo morado rallado.
- 1 zanahoria grande cortada en juliana o rallada

- 1 pimiento morrón finamente picado (de cualquier color)
- 1/2 taza de tomates cherry, cortados por la mitad
- 1/4 taza de cebolla morada finamente picada.
- 1/4 taza de perejil o cilantro fresco picado.
- 1/4 taza de semillas de girasol o almendras picadas
- Sal y pimienta al gusto.

Aderezo de limón y tahini.

- 1/4 taza de tahini
- 2 cucharaditas de jugo de limón
- 2 cucharadas de agua y 1 diente de ajo picado.
- 1 cucharadita de miel o jarabe de arce (opcional).
- Sal y pimienta al gusto

MÉTODO:

1. En una ensaladera grande, mezcle las verduras mixtas para ensalada, el repollo morado rallado, la zanahoria en juliana, el pimiento morrón en rodajas, los tomates cherry, la cebolla morada y el perejil o cilantro picado. Mezcle ligeramente para mezclar.

2. En un tazón pequeño, combine los ingredientes del aderezo de limón y tahini y bata hasta que quede suave y cremoso. Sazone al gusto.

3. Mezcle la ensalada con el aderezo de limón y tahini hasta que esté cubierta uniformemente.

4. Espolvorea la ensalada con almendras picadas o semillas de girasol.

5. Agregue sal y pimienta y sirva de inmediato como guarnición o plato principal colorido y saludable.

Tiempo de preparación : 15 min.

Tiempo total : 15 minutos

<u>Información nutricional (por ración):</u>

Calorías: 250 calorías.

Proteína: 8g.

Carbohidratos: 20g

Grasa: 17g

Fibra: 6g

Sopa picante de lentejas para la salud hormonal

Ingredientes :

- 1 taza de lentejas secas (verdes o marrones), enjuagadas
- 1 cebolla, finamente picada
- 2 dientes de ajo, picados
- 1 zanahoria, cortada en cubitos
- 1 tallo de apio, cortado en cubitos
- 1 pimiento morrón, cortado en cubitos (cualquier color)
- 1 lata (14 oz) de tomates cortados en cubitos
- 4 tazas de caldo de verduras
- 1 cucharadita de comino molido
- 1 cucharadita de cilantro molido
- 1/2 cucharadita de pimentón ahumado
- 1/4 cucharadita de pimienta de cayena (ajustar al gusto)
- Sal y pimienta para probar
- Adorne con cilantro o perejil fresco.
- Gajos de limón para servir

MÉTODO:

1. En una cacerola grande o en una cacerola, caliente una cucharada de aceite de oliva a fuego medio.

Saltee la cebolla y el ajo picados durante 5 minutos o hasta que estén suaves y aromáticos.

2. Cocine por 5 minutos más o hasta que la zanahoria, el apio y el pimiento se ablanden.

3. Agrega las lentejas secas, los tomates picados (incluidos los líquidos), el caldo de verduras, el comino molido, el cilantro molido, el pimentón ahumado y la pimienta de cayena.

4. Lleva la sopa a ebullición, luego baja a fuego lento, tapa y cocina durante 20-25 minutos, o hasta que las lentejas estén cocidas.

5. Sazone la sopa con sal y pimienta.

6. Sirva la sopa de lentejas picante en tazones y espolvoree con cilantro o perejil fresco.

7. Sirva caliente con rodajas de limón a un lado para exprimirlas sobre la sopa.

El tiempo de preparación es de 10 minutos.

Tiempo de cocción : 30 minutos

Duración total : 40 minutos.

<u>Información nutricional (por ración):</u>

Calorías: 250 calorías.

Proteína: 15g.

Carbohidratos: 40g

Grasa: 2g

Fibra: 15g.

Rollo de sushi de salmón y aguacate

Ingredientes:

- 2 hojas de nori (alga)

- 1 taza de arroz para sushi, cocido y sazonado con vinagre de arroz, azúcar y sal

- 1/2 aguacate, en rodajas finas

- 4 onzas de filete de salmón cocido, desmenuzado en trozos pequeños

- 1/4 pepino, en juliana

- Jengibre encurtido, wasabi y salsa de soja para servir

MÉTODO:

1. Extiende una hoja de nori sobre una estera de bambú para sushi o un paño de cocina limpio.

2. Extienda una fina capa de arroz para sushi sazonado de manera uniforme sobre el nori , dejando aproximadamente 1/2 pulgada en el borde superior.

3. Coloque rodajas de aguacate, salmón desmenuzado y pepino cortado en juliana a lo largo del borde inferior de la hoja de nori .

4. Envuelva suavemente la hoja de nori en un cilindro apretado usando un paño de cocina o un tapete de bambú para sushi, luego presione para sellar.

5. de nori restante y los ingredientes para crear un segundo rollo de sushi.

6. Con un cuchillo afilado, corte cada rollo de sushi en 6 a 8 trozos.

7. Sirva los rollitos de sushi de salmón y aguacate con jengibre encurtido, wasabi y salsa de soja para mojar.

Tiempo de preparación: 20 minutos

Tiempo total : 20 minutos.

<u>Información nutricional (por ración, en base a un solo rollo de sushi)</u>

Calorías: 200.

Proteína: 10 gramos .

Carbohidratos: 25 gramos

Grasa: 7g

Fibra : 3 gramos .

Pimientos Rellenos Mediterráneos.

Ingredientes:

- 4 pimientos morrones grandes (de cualquier color), cortados por la mitad y sin semillas.
- 1 taza de quinua cocida.
- 1 lata (15 oz) de garbanzos, escurridos y enjuagados
- 1 taza de tomates picados.
- 1/2 taza de pepino picado.
- 1/4 taza de aceitunas Kalamata en rodajas .
- 1/4 taza de queso feta desmenuzado.
- 2 cucharadas de perejil fresco picado.
- 1 cucharada de jugo de limón.
- 1 cucharada de aceite de oliva.
- 1 cucharadita de orégano seco.
- Añadir sal y pimienta al gusto.

MÉTODO :

1. Precalienta el horno a 375° Fahrenheit (190° Celsius). Coloque los medios pimientos morrones en una fuente para horno, con el lado cortado hacia arriba.

2. En un tazón grande, mezcle la quinua cocida, los garbanzos, los tomates cortados en cubitos, el pepino cortado en cubitos, las aceitunas Kalamata en rodajas , el queso feta desmenuzado, el perejil fresco picado , el jugo de limón, el aceite de oliva, el orégano seco, la sal y la pimienta. Mezclar bien para mezclar.

3. Vierta la mezcla de quinua y garbanzos en partes iguales en cada mitad de pimiento, empujando ligeramente para comprimir el contenido.

4. Cubre la fuente para hornear con papel de aluminio y hornea durante 25-30 minutos, hasta que los pimientos estén suaves.

5. Retire el papel de aluminio y hornee por otros 5 a 10 minutos, o hasta que el relleno esté bien cocido y la parte superior del pimiento esté ligeramente dorada.

6. Sirva los pimientos morrones rellenos del Mediterráneo calientes, cubiertos con perejil fresco al gusto.

Tiempo de preparación : 15 minutos

Tiempo de cocción : 35-40 minutos.

Tiempo Total : 50-55 minutos.

Calorías: 200.

Proteína: 8 gramos .

Carbohidratos: 25 gramos

Grasa: 8g

Fibra : 6 gramos .

Capítulo 3

Bocadillos saciantes

Rodajas de manzana con mantequilla de almendras crujientes

Ingredientes:

- Una manzana grande, sin corazón y cortada.
- 2 cucharadas de mantequilla de almendras.
- 2 cucharadas de granola.
- 1 cucharada de miel o jarabe de arce (opcional).
- Una pizca de canela (opcional).

MÉTODO:

1. Coloque las rodajas de manzana en un plato o fuente para servir.
2. Unte mantequilla de almendras en cada rodaja de manzana.
3. Si lo prefiere, rocíe miel o jarabe de arce sobre la mantequilla de almendras.
4. Espolvorea granola sobre la mantequilla de almendras.
5. Espolvoree con una pizca de canela para darle más sabor .
6. Sirva las rodajas de manzana crujientes con mantequilla de almendras como un refrigerio o postre saludable y abundante.

Tiempo de preparación : 5 minutos

Tiempo total : 5 minutos.

Información nutricional (por porción):

Calorías: 200.

Proteína: 4 gramos .

Carbohidratos: 25 gramos

Grasa: 10g

Fibra : 5 gramos .

Mezcla de frutos secos para el equilibrio hormonal

Ingredientes:

- 1/2 taza de almendras crudas.
- 1/2 taza de nueces crudas.
- 1/2 taza de pepitas (semillas de calabaza crudas)
- 1/2 taza de arándanos secos.
- 1/4 taza de chispas de chocolate amargo (70 por ciento de cacao o más)
- 1/4 taza de bayas de goji .

MÉTODO:

1. En un recipiente grande para mezclar, mezcle las almendras crudas, las nueces, las semillas de calabaza, los arándanos secos, las chispas de chocolate amargo y las bayas de goji .
2. Mezcle con cuidado para distribuir los ingredientes de manera uniforme.
3. Transfiera la mezcla de frutos secos a un recipiente hermético o distribúyala en bolsas de refrigerios

individuales para disfrutar de un refrigerio conveniente mientras viaja.

4. Consuma la mezcla de frutos secos para equilibrar las hormonas como un refrigerio nutritivo y energizante entre comidas o cuando esté al aire libre.

Tiempo de preparación : 5 minutos

Tiempo total : 5 minutos.

<u>Información nutricional (por porción, basada en el tamaño de porción de 1/4 de taza):</u>

Calorías: 200.

Proteína: 5 gramos .

Carbohidratos: 20g

Grasa: 12g

Fibra : 4 gramos .

Parfait de yogur griego con granola

Ingredientes:

- 1 taza de yogur griego, natural o aromatizado .
- 1/4 taza de granola.

- 1/4 taza de bayas mixtas (incluidas fresas, arándanos y frambuesas)
- 1 cucharada de miel o jarabe de arce (opcional).

MÉTODO:

1. Coloque capas de yogur griego, granola y bayas mixtas en un vaso o plato para servir.
2. Repite las capas hasta llenar el vaso o bol.
3. Para obtener más riqueza, rocíe miel o jarabe de arce por encima.
4. Sirva el parfait de yogur griego con granola para un desayuno, merienda o postre sabroso y lleno de proteínas.

Tiempo de preparación : 5 minutos

Tiempo total : 5 minutos.

Información nutricional (por porción):

Calorías: 250.

Proteína: 15 gramos .

Carbohidratos: 30g

Grasa: 8g

Fibra : 4 gramos .

Garbanzos asados con cúrcuma y comino.

Ingredientes:

- 1 lata (15 oz) de garbanzos, escurridos y enjuagados
- 1 cucharada de aceite de oliva.
- 1 cucharadita de cúrcuma molida.
- 1 cucharadita de comino molido.
- 1/2 cucharadita de ajo en polvo.
- 1/2 cucharadita de pimentón.
- Sal al gusto.

MÉTODO:

1. Precalienta el horno a 200 °C (400 °F). Use papel de aluminio o papel pergamino para forrar una bandeja para hornear.
2. Seca los garbanzos con un paño de cocina limpio o toallas de papel para eliminar el exceso de humedad.
3. En un tazón, combine los garbanzos, el aceite de oliva, la cúrcuma molida, el comino molido, el ajo en polvo, el pimentón y la sal.

4. Coloque los garbanzos sazonados en una sola capa sobre la bandeja para hornear preparada.

5. Asa los garbanzos en el horno precalentado durante 20-25 minutos, dándoles la vuelta a la mitad, hasta que estén dorados y crujientes.

6. Sacar del horno y dejar enfriar un poco antes de servir.

7. Coma los garbanzos asados con cúrcuma y comino como refrigerio crujiente y delicioso o como aderezo para ensalada.

Tiempo de preparación : 5 minutos

Tiempo de cocción : 20-25 minutos.

Tiempo Total : 25-30 minutos.

<u>Información nutricional (por porción):</u>

Calorías: 150.

Proteína: 6 gramos .

Carbohidratos: 20g

Grasa: 5g

Fibra : 6 gramos .

de edamame con palitos de verduras.

Ingredientes:

- 1 taza de edamame sin cáscara , ya sea fresco o congelado.
- 1/4 taza de tahini.
- 2 cucharaditas de jugo de limón.
- 1 diente de ajo, picado
- 2 cucharadas de aceite de oliva.
- 1/2 cucharadita de comino molido
- Añadir sal y pimienta al gusto.
- Varios palitos de verduras (como zanahoria, pepino, pimiento morrón y apio) para servir.

MÉTODO:

1. edamame congelado , prepárelo según las instrucciones del paquete hasta que esté cocido. Si usa edamame fresco , blanqueelo durante 3 a 5 minutos en agua hirviendo antes de escurrirlo y enjuagarlo con agua fría.

2. En un procesador de alimentos, mezcle el edamame cocido , el tahini, el jugo de limón, el ajo picado, el aceite de oliva, el comino molido, la sal y la pimienta.

3. Procese hasta que quede suave y cremoso, deteniéndose ocasionalmente para raspar los lados del procesador de alimentos.

4. Pruebe y sazone al gusto, agregando más jugo de limón, sal o pimienta si es necesario.

5. Transfiera el hummus de edamame a un tazón para servir y espolvoree con más aceite de oliva, si lo desea.

6. Sirva el hummus de edamame con una variedad de palitos de vegetales para mojar, como zanahoria, pepino, pimiento morrón y apio.

Tiempo de preparación : 10 minutos

Tiempo total: 10 minutos.

<u>Información nutricional (por ración, a base de 2 cucharadas de hummus y palitos de verduras mixtas):</u>

Calorías: 100.

Proteína: 5 gramos .

Carbohidratos: 8g

Grasa: 6g

Fibra : 3 gramos .

Estos platos brindan opciones sabrosas y saludables para refrigerios que equilibran las hormonas y son ricos en proteínas, fibra y nueces vitales.

Capítulo 4

Cenas Saludables

Salteado de equilibrio hormonal con tofu

Ingredientes:

- 1 bloque (14 oz) de tofu extra firme, prensado y en cubos
- Dos cucharadas de salsa de soja o tamari.
- 1 cucharada de aceite de sésamo.
- 2 dientes de ajo picado
- 1 cucharada de jengibre rallado.
- 1 pimiento rojo en rodajas finas.
- 1 pimiento amarillo en rodajas finas.
- 1 taza de floretes de brócoli.
- 1 taza de guisantes
- 1 zanahoria, cortada finamente
- 2 cebollas verdes en rodajas
- Arroz integral cocido o quinua para servir

Salsa :

- 1/4 taza de salsa de soja o Tamari

- 2 cucharadas de vinagre de arroz
- 1 cucharada de miel o jarabe de arce.
- Una cucharadita de harina de maíz
- Agrega 2 cucharadas de agua.

MÉTODO:

1. En un tazón pequeño, combine la salsa de soja, el aceite de sésamo, el ajo y el jengibre. Marina los cubitos de tofu en esta mezcla durante al menos 15 minutos.

2. En un recipiente para mezclar aparte, combine los ingredientes de la salsa: salsa de soja o tamari, vinagre de arroz, miel o jarabe de arce, harina de maíz y agua. Déjalo a un lado.

3. Cocine en una sartén grande o en un wok a fuego medio-alto. Agrega los cubos de tofu marinado y calienta hasta que estén dorados y crujientes por todas partes. Sácalo de la sartén y resérvalo.

4. Si es necesario, agregue una pequeña cantidad extra de aceite de sésamo a la sartén. Agregue los pimientos morrones en rodajas, los floretes de brócoli, los guisantes y las zanahorias. Sofría las verduras durante 3-4 minutos o hasta que estén crujientes y crujientes.

5. Devuelve el tofu preparado a la sartén. Rocíe la salsa sobre las verduras y el tofu. Revuelva bien para

asegurarse de que todo esté cubierto uniformemente de salsa.

6. Cocine por otros 2-3 minutos, o hasta que la salsa se espese y cubra el tofu y las verduras.

7. Agregue algunas cebollas verdes en rodajas encima.

8. Sirva el tofu salteado Hormone Harmony con arroz integral cocido o quinua.

Tiempo de preparación : 20 min.

Tiempo de cocción : 15 minutos

Tiempo total : 35 minutos

Información nutricional (por ración, excluyendo arroz o quinoa):

Calorías: 250 calorías.

Proteína: 15g.

Carbohidratos: 20g

Grasa: 12g

Fibra: 6g.

Fideos de calabacín con crema de anacardo Alfredo.

Ingredientes:

- Cuatro calabacines medianos .
- Remoja 1 taza de anacardos crudos en agua durante al menos 2 horas o toda la noche.
- 1/2 taza de agua.
- Dos dientes de ajo
- 2 cucharadas de levadura nutricional.
- Una cucharada de jugo de limón
- Sal y pimienta al gusto.
- Perejil o albahaca fresca para decorar.

MÉTODO:

1. Haz espirales de calabacín para hacer fideos. También puedes usar un pelador de verduras para hacer fideos en forma de cinta.
2. Escurrir y enjuagar completamente los anacardos remojados.
3. En una licuadora, combina los anacardos remojados con el agua, el ajo, la levadura nutricional, el jugo de limón, la sal y la pimienta. Licue hasta que quede suave y cremoso, agregando más agua según sea necesario para obtener la consistencia deseada.

4. Coloca una sartén grande a fuego medio. Cocine los fideos de calabacín hasta que estén apenas blandos, aproximadamente de 2 a 3 minutos.

5. Vierta la salsa Alfredo cremosa de anacardos sobre los fideos de calabacín en una sartén. Revuelva bien para cubrir adecuadamente los fideos con la salsa.

6. Cocine por 1-2 minutos más o hasta que la salsa esté bien cocida.

7. Sirva los fideos de calabacín con cremoso Alfredo de anacardo calientes, cubiertos con perejil fresco o albahaca.

Tiempo de preparación: 15 minutos (más tiempo de remojo de anacardos).

Tiempo de cocción: 5 minutos

Tiempo total : 20 minutos (incluido el tiempo de remojo de los anacardos).

Información nutricional (por ración):

Calorías: 200 calorías.

Proteína: 8g.

Carbohidratos: 15g

Grasa: 14g

Fibra: 4g.

Salmón Al Horno Con Eneldo Y Limón.

Ingredientes:

- Cuatro filetes de salmón.
- 2 cucharadas de aceite de oliva.
- 2 dientes de ajo picado
- 2 cucharadas de eneldo fresco picado.
- 1 limón, en rodajas finas
- Sal y pimienta al gusto.

MÉTODO :

1. Precalienta tu horno a 375°F (190°C). Organiza una bandeja para hornear con papel pergamino.
2. Coloca los filetes de salmón en la bandeja para hornear que has preparado.
3. En un plato pequeño, combine el aceite de oliva, el ajo picado y el eneldo fresco.
4. Unte los filetes de salmón con la mezcla de aceite de oliva.
5. Coloque rodajas de limón encima de cada filete de salmón.

6. Añadir sal y pimienta al gusto.

7. Hornee en un horno precalentado durante 12 a 15 minutos, o hasta que el salmón esté bien cocido y desmenuzado fácilmente con un tenedor.

8. Sirva el salmón al horno con eneldo y limón caliente, adornado con más eneldo fresco y rodajas de limón si lo desea.

El tiempo de preparación es de 10 minutos.

Tiempo de cocción : 12-15 minutos.

Duración total : 22-25 minutos.

nutricional (por ración):

Calorías: 250 calorías.

Proteína: 25g.

Un gramo de carbohidratos

Grasa: 16g

Fibra: 0g.

Pimientos rellenos de pavo y quinua

Ingredientes:

- 4 pimientos morrones (de cualquier color), la mitad, sin semillas
- 1 taza de quinua cocida
- 1/2 libra de pavo molido.
- Una cebolla pequeña, picada
- 2 dientes de ajo picado
- 1 taza de tomates picados.
- Una cucharadita de comino molido
- 1 cucharadita de pimentón.
- Sal y pimienta al gusto.
- Queso rallado para cubrir (opcional)
- Perejil o cilantro fresco picado para decorar.

MÉTODO:

1. Precalienta tu horno a 375°F (190°C). Pon los pimientos morrones cortados por la mitad en una fuente para horno.

2. Cocine el pavo molido en una sartén a fuego medio hasta que se dore y esté completamente cocido.

3. En la misma sartén que el pavo cocido, combine la cebolla picada y el ajo picado. Cocine durante 2-3 minutos, o hasta que la cebolla esté blanda y transparente.

4. Agrega la quinua cocida, los tomates cortados en cubitos, el comino molido, el pimentón, la sal y la pimienta. Cocine durante 2-3 minutos más para que se cocine bien y deje que los sabores se mezclen.

5. Divida la mezcla de pavo y quinua de manera uniforme entre cada mitad de pimiento morrón.

6. Si usa queso rallado, agréguelo encima de los pimientos rellenos.

7. Hornee en horno precalentado durante 25-30 minutos, o hasta que los pimientos estén suaves.

8. Retire el papel de aluminio y continúe horneando durante 5 a 10 minutos, o hasta que el queso se derrita y burbujee (si se usa).

9. Antes de servir, decora los pimientos morrones rellenos de pavo y quinua con perejil fresco o cilantro.

Tiempo de preparación : 15 min.

Tiempo de cocción : 40 minutos.

Tiempo total : 55 minutos

<u>Información nutricional (por ración):</u>

Calorías: 300.

Proteína: 25g.

Carbohidratos: 20g

Grasa: 12g

Fibra: 5g.

Curry de coco con batata y col rizada.

Ingredientes:

- 1 cucharada de aceite de coco.
- una cebolla, picada
- 2 dientes de ajo picado
- 1 cucharada de jengibre rallado.
- 2 batatas, peladas y picadas
- 1 lata (14oz) de leche de coco.
- 1 taza de caldo de verduras.
- 2 tazas de hojas de col rizada picadas.
- 1 cucharada de curry en polvo.
- Sal y pimienta al gusto.
- Arroz integral cocido o quinua para servir
- Cilantro fresco picado para decorar

MÉTODO:

1. Calienta el aceite de coco en una olla grande o en una olla a fuego medio.

2. Coloca la cebolla picada, el ajo picado y el jengibre rallado en la olla. Cocine durante 2-3 minutos, o hasta que la cebolla se ablande y se vuelva transparente.

3. Cocine por 5 minutos más, revolviendo periódicamente, después de agregar las batatas en cubos.

4. Vierta la leche de coco y el caldo de verduras. Combine el curry en polvo, la sal y la pimienta.

5. Lleve la mezcla a fuego lento, luego baje el fuego a bajo y cubra. Deje que el curry hierva a fuego lento durante 15 a 20 minutos, hasta que las batatas estén cocidas.

6. Agregue las hojas de col rizada picadas y cocine a fuego lento durante 2 o 3 minutos más, o hasta que se ablanden.

7. Pruebe y ajuste la sazón según sea necesario.

8. Sirve el Curry de Coco con Camote y Kale caliente, con arroz integral cocido o quinua.

9. Antes de servir, decora con cilantro recién cortado.

Tiempo de preparación : 15 min.

Tiempo de cocción : 25-30 minutos

Duración total : 40-45 minutos.

<u>Información nutricional (por ración, excluyendo arroz o quinoa)</u>

Calorías: 250 calorías.

Proteína: 5g.

Carbohidratos: 20g

Grasa: 18g

Fibra: 5g.

Capítulo 5

Dulces para el equilibrio

Pan de plátano equilibrado hormonalmente

Ingredientes:

- 3 plátanos maduros triturados
- 1/3 taza de aceite de coco o mantequilla derretida.
- 1/2 taza de miel o jarabe de arce.
- 2 huevos
- 1 cucharadita de esencia de vainilla.
- 1 3/4 tazas de harina integral o para todo uso
- 1 cucharadita de bicarbonato de sodio.
- Ingredientes: 1/2 cucharadita de sal, 1/2 cucharadita de canela molida.
- Las adiciones opcionales incluyen nueces picadas, chispas de chocolate y frutos secos.

MÉTODO :

1. Precalienta el horno a 350° Fahrenheit (175° Celsius). Forre un molde para pan de 9x5 pulgadas con papel pergamino o engráselo de antemano.

2. En un recipiente grande para mezclar, mezcle el puré de plátanos, el aceite o mantequilla de coco caliente, la miel o el jarabe de arce, los huevos y el extracto de vainilla. Mezclar hasta que esté bien mezclado.

3. En un recipiente aparte, mezcle la harina, el bicarbonato de sodio, la sal y la canela molida.

4. Mezcle gradualmente los ingredientes secos y húmedos, revolviendo hasta que se mezclen. Tenga cuidado de no mezclar demasiado .

5. Si agrega algún ingrediente opcional, como nueces picadas, chispas de chocolate o frutas secas, incorpórelos suavemente a la masa.

6. Distribuya uniformemente la masa en el molde para pan cuando esté lista. Hornee en horno precalentado durante 50-60 minutos, o hasta que al insertar un palillo en el centro, éste salga limpio.

7. Retire el pan de plátano del horno y déjelo enfriar en el molde durante 10 minutos antes de transferirlo a una rejilla para que termine de enfriarse.

8. Corte y sirva pan de plátano para equilibrar las hormonas como un refrigerio o una opción de desayuno sabroso y nutritivo.

Tiempo de preparación: 15 minutos

Tiempo de horneado : 50-60 minutos.

Tiempo Total : 65-75 minutos.

<u>Información nutricional (basada en 12 porciones):</u>

Calorías: 200.

Proteína: 3 gramos.

Carbohidratos: 30g

Grasa: 8g

Fibra: 3 gramos.

Mousse de chocolate amargo y aguacate.

Ingredientes:

- Dos aguacates maduros, pelados y sin hueso.
- 1/3 taza de cacao en polvo sin azúcar.
- 1/4 taza de miel o jarabe de arce.
- 1 cucharadita de esencia de vainilla.
- Pizca de sal.
- Aderezos opcionales: bayas frescas, almendras picadas y coco rallado

MÉTODO:

1. En un procesador de alimentos o licuadora, mezcla los aguacates maduros, el chocolate en polvo, el jarabe de arce o miel, la esencia de vainilla y la sal.

2. Licue hasta que quede suave y cremoso, raspando los lados del tazón según sea necesario.

3. Pruebe la mousse y ajuste el dulzor según sea necesario con más jarabe de arce o miel.

4. Transfiera la mousse de aguacate y chocolate amargo a platos o vasos para servir individuales.

5. Refrigere durante al menos 30 minutos para enfriar y endurecer la mousse.

6. Adorne con bayas frescas, nueces picadas o coco rallado, si lo prefiere.

7. La mousse de chocolate amargo y aguacate es un excelente postre o refrigerio sin culpa.

Tiempo de preparación : 10 minutos

Tiempo de enfriamiento : 30 minutos.

Tiempo total : 40 minutos.

Información nutricional (por ración, en base a cuatro raciones):

Calorías: 200.

Proteína: 3 gramos.

Carbohidratos: 20g

Grasa: 15g

Fibra: 6 gramos.

Tazón de batido Berry Bliss

Ingredientes:

- 1 taza de bayas mixtas congeladas (incluidas fresas, arándanos y frambuesas)
- Un plátano maduro.
- 1/2 taza de yogur griego, natural o aromatizado.
- 1/4 taza de leche de almendras o cualquier leche de tu elección
- 1 cucharada de miel o jarabe de arce (opcional).
- Ingredientes: bayas frescas, plátano en rodajas, granola, semillas de chía y coco rallado

MÉTODO:

1. En una licuadora, agregue las bayas mixtas congeladas, el plátano maduro, el yogur griego, la leche de almendras y la miel o el jarabe de arce, si lo desea.
2. Licue hasta que quede suave y cremoso, agregando más leche de almendras según sea necesario para obtener la consistencia deseada.
3. Vierta el batido de frutos rojos en un bol.
4. Coloque sus ingredientes favoritos encima del tazón de batido, incluidas bayas frescas, plátanos en rodajas, granola, semillas de chía y coco rallado.
5. Sirve el Berry Bliss Smoothie Bowl inmediatamente para disfrutar de un desayuno o merienda agradable y saludable.

Tiempo de preparación : 5 minutos

Tiempo total : 5 minutos.

Información nutricional (por ración, sin toppings y en base a un plato):

Calorías: 150.

Proteína: 6 gramos.

Carbohidratos: 25 gramos

Grasa: 3g

Fibra: 5 gramos.

Pudín de semillas de chía y vainilla con canela

Ingredientes :

- 1/4 taza de semillas de chía.

- 1 taza de leche de almendras sin azúcar (o cualquier leche de tu elección)

- 1 cucharada de miel o jarabe de arce.

- 1/2 cucharadita de esencia de vainilla.

- 1/4 cucharadita de canela molida.

- Aderezos opcionales: fruta en rodajas, almendras picadas y coco rallado

MÉTODO:

1. En un recipiente para mezclar, agregue las semillas de chía, la leche de almendras, el jarabe de arce o miel, la esencia de vainilla y la canela molida.

2. Batir hasta que esté bien mezclado.

3. Cubra el plato y enfríe durante al menos 2 horas, preferiblemente durante la noche, para permitir que las semillas de chía absorban el líquido y espesen.

4. Revuelve la mezcla de pudín de semillas de chía antes de servir para crear una textura cremosa.

5. Divida el pudín en platos o frascos para servir.

6. Cubra con sus aderezos preferidos, como fruta en rodajas, nueces picadas o coco rallado.

7. Disfruta del Pudín de Vainilla y Semillas de Chía con Canela como desayuno, merienda o postre saludable y saciante.

Tiempo de preparación : 5 minutos

Tiempo de enfriamiento: dos horas (o toda la noche).

Tiempo total: 2 horas y 5 minutos (o toda la noche).

<u>Información Nutricional (por porción, sin toppings y en base a dos porciones):</u>

Calorías: 120.

Proteína: 4 gramos.

Carbohidratos: 12g

Grasa: 6g

Fibra: 7 gramos .

Bocaditos energéticos de mango y coco.

Ingredientes:

- 1 taza de mango seco, picado
- 1 taza de copos de avena.
- 1/2 taza de coco rallado sin azúcar
- 1/4 taza de mantequilla de almendras o cualquier mantequilla de nueces de tu elección
- Dos cucharaditas de miel o jarabe de arce
- 1/4 cucharadita de canela molida.
- pizca de sal.

MÉTODO:

1. En un procesador de alimentos, mezcle el mango seco, los copos de avena, el coco rallado, la mantequilla de almendras, la miel o el jarabe de arce, la canela molida y una pizca de sal.
2. Pulse los ingredientes hasta que formen una masa pegajosa .

3. Si la mezcla está demasiado seca, agregue un poco más de mantequilla de almendras o miel para ayudar a que se mantenga unida.

4. Enrolle la masa en bolitas de 1 pulgada con las manos.

5. Coloque los bocados energéticos de mango y coco en una bandeja para hornear forrada con papel pergamino.

6. Refrigere los bocados energéticos durante al menos 30 minutos hasta que estén firmes.

7. Una vez sólidos, coloque los bocados energéticos en un recipiente hermético y refrigérelo hasta por una semana.

8. Los bocados energéticos de mango y coco son un refrigerio sencillo y saludable que te ayudará a mantenerte con energía durante todo el día.

Tiempo de preparación: 15 minutos

Tiempo de enfriamiento : 30 minutos.

Tiempo total: 45 minutos.

Información nutricional (por porción, basada en un bocado energético, produce aproximadamente 12 bocados energéticos):

Calorías: 100.

Proteína: 2 gramos .

Carbohidratos: 15 gramos

Grasa: 4g

Fibra: 2 gramos .

Conclusión

Consejos para una salud hormonal sostenible

Mantener la salud hormonal es fundamental para el bienestar general y desarrollar hábitos de vida sostenibles puede ayudar a promover el equilibrio hormonal a largo plazo. Aquí hay algunas recomendaciones para mantener la salud hormonal:

1. ***Consuma una dieta equilibrada*** : trate de llevar una dieta rica en alimentos integrales como frutas, verduras, carnes magras, grasas saludables y cereales integrales. Incluya una variedad de alimentos ricos en nutrientes en su dieta para proporcionar vitaminas, minerales y antioxidantes críticos que promueven el equilibrio hormonal.

2. ***Controle el estrés:*** el estrés crónico puede afectar los niveles hormonales y provocar desequilibrios. La meditación, los ejercicios de respiración profunda, el yoga o pasar tiempo en la naturaleza pueden ayudarle a reducir el estrés. Prioriza actividades de cuidado personal que te permitan descansar y relajarte.

3. ***Priorice el sueño:*** duerma de 7 a 9 horas de calidad todas las noches para promover la producción y el control hormonales saludables. Establezca un horario de sueño

regular, desarrolle un hábito nocturno relajante y establezca un ambiente de sueño libre de distracciones.

4. ***Manténgase activo*** : el ejercicio físico regular es necesario para la salud hormonal. Para mejorar el estado físico general y el equilibrio hormonal, combine actividades aeróbicas, de fuerza y de flexibilidad. Encuentra cosas que te gusten e incluye actividad física en tu rutina diaria.

5. ***Limite las toxinas*** : limite su exposición a toxinas ambientales y sustancias químicas disruptivas endocrinas que se encuentran en artículos de uso diario, incluidos plásticos, limpiadores para el hogar y productos de cuidado personal. Cuando sea posible, utilice soluciones naturales y orgánicas y piense en reemplazar los envases y botellas de plástico por alternativas.

6. ***Apoye la salud intestinal : una*** microbiota intestinal saludable influye en el metabolismo y el equilibrio hormonal. Para promover la salud intestinal, consuma una dieta rica en fibra que incluya frutas, verduras, cereales integrales y legumbres. Para aumentar una buena flora intestinal, considere comer alimentos fermentados como yogur, kéfir, chucrut y kimchi .

7. ***Mantenga un peso saludable*** : el exceso de peso corporal, especialmente la grasa visceral alrededor del abdomen, puede provocar anomalías hormonales. Trate de lograr un peso saludable llevando una dieta equilibrada y haciendo ejercicio con regularidad. En lugar de dietas de solución rápida, busque ajustes constantes y a largo plazo.

8. ***Manténgase hidratado*** : beba mucha agua durante el día para mantener la hidratación y el equilibrio hormonal. Limite su consumo de bebidas azucaradas y alcohol, ya que pueden afectar los niveles hormonales y provocar inflamación.

9. **Practique la conciencia hormonal:** esté atento a los signos y síntomas del desequilibrio hormonal de su cuerpo, como cambios de humor, niveles de energía, patrones de sueño y ciclo menstrual. Si siente que tiene problemas hormonales o experimenta síntomas crónicos, consulte a un médico.

10. ***Busque ayuda profesional*** : si experimenta desequilibrios hormonales o tiene problemas de salud particulares, consulte a un profesional de la salud capacitado, como un médico, un endocrinólogo o un dietista registrado. Pueden ayudarlo a medir sus niveles hormonales, brindarle sugerencias personalizadas y crear un plan de tratamiento que sea específico para sus necesidades.

Al implementar estos estilos de vida sostenibles en su rutina diaria, puede mejorar la salud hormonal y el bienestar general a largo plazo. Recuerde que hacer ajustes pequeños y persistentes a lo largo del tiempo puede generar grandes beneficios para el equilibrio hormonal y la salud general.

En **CONCLUSIÓN** , si bien los desequilibrios hormonales pueden presentar desafíos, es importante recordar que son manejables y tratables. Al implementar los consejos y estrategias descritos anteriormente, puede tomar medidas proactivas para lograr el equilibrio hormonal y recuperar el control de su salud y bienestar.

Con una dieta equilibrada, ejercicio regular, técnicas de manejo del estrés, sueño adecuado y elecciones de estilo de vida conscientes , puedes apoyar la producción y regulación natural de hormonas de tu cuerpo. Además, buscar orientación de profesionales de la salud e incorporar planes de tratamiento personalizados puede brindarle más apoyo en su camino hacia la salud hormonal.

Recuerde , el progreso puede llevar tiempo y está bien buscar apoyo en el camino. Sea paciente, persistente y confíe en la capacidad de su cuerpo para sanar y restablecer el equilibrio. Al tomar decisiones empoderadas y priorizar el cuidado personal, puede superar el desequilibrio hormonal y emprender un camino hacia la vitalidad, la energía y la vitalidad.

No estás solo en este viaje. Con dedicación, determinación y apoyo, puedes superar el desequilibrio hormonal y prosperar. Tu cuerpo tiene una increíble capacidad de resiliencia y curación, y si das pasos positivos hacia adelante, podrás desbloquear todo su potencial. Abrace el viaje, confíe en el proceso y sepa que se avecinan días mejores. Por tu salud, felicidad y armonía hormonal.

www.ingramcontent.com/pod-product-compliance
Lightning Source LLC
Chambersburg PA
CBHW051841250726
48659CB00005B/1965